AF299470

FRACTURE

SUS ET INTER-CONDYLIENNE

DE L'HUMÉRUS DROIT

AVEC LUXATION DE L'AVANT-BRAS EN ARRIÈRE ;

PAS D'ACCIDENTS INFLAMMATOIRES ;

GUÉRISON AEVC CONSERVATION PARTIELLE DES MOUVEMENTS ;

ACCOMPAGNÉE D'UNE PLANCHE DANS LE TEXTE.

LUXATION INCOMPLÈTE

DE L'AVANT-BRAS EN AVANT,

SANS FRACTURE DE L'OLÉCRANE,

FRACTURE DU CONDYLE INTERNE DE L'HUMÉRUS ; ARTHRITE CONSÉCUTIVE ;
GUÉRISON AVEC CONSERVATION DE TOUS LES MOUVEMENTS ;

Par M. J. MARIT,

Médecin principal de première classe, à l'hôpital militaire de Versailles.

PARIS

LIBRAIRIE DE LA MÉDECINE, DE LA CHIRURGIE ET DE LA PHARMACIE MILITAIRES

VICTOR ROZIER, ÉDITEUR,

Rue Childebert, 11.

Près la place Saint-Germain-des-Prés.

1864

Imprimerie de Cosse et J. Domaine, rue Christine, 2.

FRACTURE

SUS ET INTER-CONDYLIENNE

DE L'HUMÉRUS DROIT.

Un jeune officier de l'artillerie de la garde entra à l'hôpital de Versailles, le 4 novembre 1863, pour une fracture compliquée du coude droit.

M. X..., en se rendant à son service, avait été violemment lancé en avant par son cheval qui s'était abattu. Au dire du blessé, la chute avait eu lieu sur la paume de la main. Mais avant d'expliquer le mécanisme de la fracture, il est préférable, croyons-nous, d'indiquer l'état dans lequel était le coude blessé lors de l'arrivée du malade à l'hôpital.

Huit heures s'étaient écoulées depuis l'accident; le bras, pour prévenir la déformation et le raccourcissement, avait été entouré, avec beaucoup de soin et de méthode, par M. le médecin-major Bernier, de l'artillerie de la garde, d'un bandage qui maintenait l'avant-bras dans l'extension.

Cet appareil ayant été enlevé, nous constatâmes à l'œil une déformation qui ne ressemblait pas à celle qu'occasionne ordinairement une fracture de la partie inférieure de l'humérus : le coude était gonflé, et, ce qui nous frappa le plus, ce n'est pas le raccourcissement du membre qui se produisit immédiatement, ni une saillie considérable en arrière, mais un agrandissement du diamètre transversal de la région. Ainsi, aux signes de la luxation de l'avant-bras en arrière ; saillie de l'olécrâne à la face postérieure du bras, et présence de l'extrémité articulaire de l'humérus en avant et au-dessous du pli de la saignée, se joignait un élargissement du coude dû, comme nous l'avons vu ensuite, à l'écartement des condyles, écartement qui, avec le gonflement inséparable d'une lésion articulaire, donnait à la région une forme étrange.

En saisissant le membre, deux choses fixèrent notre attention : d'abord l'extrême mobilité des parties, puis l'éloignement de l'olécrâne des condyles de l'humérus, conditions que l'on rencontre rarement réunies, puisqu'elles se rattachent à deux lésions différentes : à une luxation et à une fracture. Les mouvements imprimés au coude n'étaient pas transmis au bras, il y avait donc une fracture très-rapprochée de l'articulation, ce dont nous nous sommes assuré en fixant l'extrémité inférieure de l'humérus ; nous avons constaté alors que la portion articulaire de cet os était séparée de son corps. Mais cette partie inférieure était extrêmement mobile elle-même, et au moindre mouvement donnait lieu à une crépitation que tous les assistants pouvaient entendre. Sur les deux côtés de la convexité due à l'extrémité inférieure du fragment supérieur de l'humérus que l'on rencontre au pli du coude, dans les fractures simples sus-condyliennes, on trouvait une dépression bornée latéralement par une saillie mobile qui laissait percevoir une crépitation si facile que le premier médecin, M. Bernier, qui a donné des soins au blessé, l'avait comparée, peut-être dans un langage un peu hyperbolique, au bruit produit par des noix que la main agiterait dans un sac.

L'intégrité des deux os de l'avant-bras ayant été constatée, cette double déformation ne pouvait être causée que par le condyle et la trochlée de l'humérus séparés longitudinalement dans le point qui correspond à l'arête saillante de l'olécrâne.

Ce diagnostic fut mis hors de doute par les mouvements que la main communiquait aux deux fragments inférieurs, avec une crépitation des plus évidentes. Le périoste et la plupart des tissus capables de retenir les fragments étaient probablement déchirés, car malgré la tuméfaction la mobilité était très-grande.

En saisissant alternativement les deux condyles, on leur imprimait des mouvements très-faciles en avant et en arrière, le fragment supérieur étant maintenu écarté. On constatait aussi un déplacement des fragments : ainsi, non-seulement ils étaient portés en avant, poussés comme ils l'étaient par le cubitus et le radius qui les supportaient en arrière; mais, de plus, on sentait facilement que l'extrémité supérieure des fragments inférieurs avait exécuté un mouvement de bascule. Ce déplacement s'explique par la puissance musculaire, puisque les muscles épicondyliens, qui sont extenseurs et supinateurs de l'avant-bras, portent le fragment externe en bas et en dehors, tandis que les épitrochléens, que l'on regarde comme pronateurs et fléchisseurs, abaissent encore le fragment interne et le portent en

avant. Ce double mouvement rend compte de la déformation et semble indiquer que la demi-flexion est la meilleure
position pour faciliter la coaptation de la fracture, en met-
tant les muscles de l'avant-bras dans le relâchement.

Dans le cas qui nous occupe les fragments inférieurs ne
pouvaient pas se porter en arrière, comme dans les cas de
fracture sus-condylienne simple, où la partie articulaire de
l'humérus faisant corps avec les os de l'avant-bras, est atti-
rée par le triceps brachial, parce qu'ici il y avait luxation
du cubitus en arrière, et que les liens articulaires étaient
rompus en grande partie ; les deux condyles de l'humérus
ne pouvaient alors qu'obéir à l'action des muscles qui leur
sont propres.

Tous ces désordres ont été constatés en présence de
MM. les docteurs Guérin, Raichon, Bernier, Tarneau, mé-
decins-majors et aide-major de l'artillerie de la garde, et
des deux médecins civils requis, attachés au service des
blessés, MM. Le Duc et Loncle. Maintenant, comment s'é-
taient produits ces désordres multiples ? tout ce que le
blessé se rappelle et assure, c'est que la chute a eu lieu sur
la paume de la main droite. Mais la luxation a-t-elle été
primitive ou consécutive ? Nous pensons qu'elle a été primitive et due à la chute sur la main ; mais après cette vio-
lente projection du corps en avant et en bas, la cause vul-
nérante n'étant pas épuisée par ce déplacement, le poids du
corps s'est ajouté à elle, et comme le coude est inévitablement venu prendre un point d'appui sur le sol, tout l'effort
a été supporté par le membre supérieur droit ; alors les

condyles, appuyant sur l'arête qui descend de l'apophyse coronoïde du cubitus, et pressés par le poids du corps transmis par l'os du bras, se sont séparés ; l'extrémité inférieure de l'humérus s'est fracturée longitudinalement et en même temps en travers au-dessus de l'articulation cubito-humérale, avec d'autant plus de facilité que les liens articulaires étaient déjà rompus.

Il est évident, d'un autre côté, qu'à la suite d'une fracture sus et intra-condylienne, alors que l'effort vulnérant n'a pas même brisé tous les moyens d'union qui retiennent les os, une luxation de l'avant-bras en arrière doit se produire, puisque l'écartement et le mouvement de bascule des condyles font perdre à la cavité olécranienne son point d'appui et laissent le cubitus sous la dépendance du triceps brachial. Ce déplacement est encore plus facile à comprendre si la capsule articulaire et les ligaments ont été lacérés primitivement, ainsi que cela a probablement eu lieu dans le cas dont nous nous occupons.

En présence d'une lésion si grave, quelle doit être la conduite du chirurgien ? Évidemment l'application immédiate d'un appareil eût été inutile et dangereuse : inutile en ce que deux ou trois jours après, en raison de la diminution du gonflement, il aurait fallu l'enlever et le remplacer ; dangereuse à cause des douleurs que la plus légère constriction aurait provoquées et des accidents que l'on pouvait redouter. Nous nous sommes borné à mettre les os en rapport, parce que le meilleur antiphlogistique pour une fracture est de la réduire ; puis le membre demi-fléchi

fut placé dans une gouttière coudée, et le tout a été recou-
vert de glace. A la fin du 2ᵉ jour, le gonflement avait
diminué de moitié, et il nous fut facile alors de nous assu-
rer de l'exactitude du diagnostic que nous avions porté,
examen qui a été fait en présence des mêmes confrères qui
avaient été témoins des premières investigations.

La réduction de la double fracture et de la luxation s'est
faite sans trop de difficulté. En soutenant ensuite la partie
postérieure du coude avec la main gauche, le pouce et les
doigts placés sur les deux condyles, la partie supérieure du
bras étant fixée, et en appuyant l'indicateur soutenu par les
autres doigts de la main droite sur l'angle que forme en
avant le pli du coude, afin de maintenir les fragments, on
conservait au membre à peu près sa conformation nor-
male. Mais le difficile était de maintenir ainsi les parties en
rapport, surtout les deux condyles que la pression de l'olécrâne devait tendre à déplacer.

L'appareil de Desault remplit bien les principales indi-
cations avec ses deux attelles coudées en avant et en arrière
et ses deux attelles latérales ; mais ce bandage, formé de
quatre pièces, est difficilement maintenu par des tours de
bande qui se relâchent, et de plus l'attelle cubitale est
péniblement supportée à cause de la pression exercée sur
l'épitrochlée, ainsi que nous nous en sommes assuré dans
un cas de fracture du condyle interne de l'humérus. Les
deux lames de carton mouillé, recommandées par plusieurs
auteurs, et que l'on maintient à l'aide d'un bandage roulé
qui les fixe sur le membre, sont d'une application difficile

et défectueuse en ce qu'elles facilitent le déplacement en ne contenant pas les os suffisamment en rapport. Les deux attelles concaves d'Ast. Cooper nous paraîtraient devoir mieux remplir le but, si elles se moulaient exactement sur le membre, ce qui malheureusement n'arrive pas et ce qu'il est important d'obtenir. Il n'est pas facile, d'une part, de maintenir les condyles entre eux et avec le fragment supérieur, à cause du peu de prise qu'ils offrent ; d'autre part, l'olécrane est toujours disposé à remonter et à déplacer les trois fragments. Il faut donc un appareil pouvant lutter contre le double mouvement d'écartement et d'élévation qui tend à se produire.

Le seul moyen, croyons-nous, consiste à remplacer le squelette interne par un squelette extérieur, qui en se moulant sur les dépressions et en recouvrant les saillies, puisse leur permettre de toujours conserver leurs rapports. D'après cette idée nous avons, le jour de l'entrée de cet officier à l'hôpital, appliqué sur le bras droit d'un malade deux lames de carton mouillé, solidement maintenues par un bandage roulé. Trente-six heures furent nécessaires pour leur dessication complète ; nous eûmes alors deux gouttières coudées à angle droit et offrant, par leur rapprochement, exactement la forme du membre supérieur avec ses saillies et ses enfoncements bien dessinés. Au préalable, l'intérieur du carton fut garni d'une épaisse couche de ouate, et le membre, entouré de compresses locales, fut placé dans ce moule qui permit aux fragments de conserver exactement les rapports que la réduction leur avait donnés, ainsi qu'on peut en juger par le dessin ci-joint. L'action de ces deux demi-gouttières est facile à comprendre : la principale difficulté était d'empêcher, ainsi que nous l'avons dit, le double mouvement de bascule et d'écartement des deux condyles ; il fallait donc un appareil capable de les embrasser et de maintenir leurs rapports avec le fragment supérieur. La gouttière antérieure est de nature à atteindre en partie ce but, puisque son angle saillant vient s'appliquer sur le pli de la saignée, et prévient ainsi tout déplacement postéro-antérieur. La réunion des deux gouttières exerce sur le pourtour de l'articulation une pression assez forte pour contenir les condyles et par suite l'olécrâne.

Les moyens d'union, qui consistent en quatre lacs, bou_clés en dehors, dont deux médians réunis par un de leurs bords, concourent puissamment à maintenir les parties en rapport. Mais l'action principale des liens est celle qui est exercée par les lacs du milieu ; ils assurent la solidité de l'appareil. Réunis par un de leurs bords, à peu de distance des boucles, ils sont appliqués à plat, l'un à la partie inférieure du bras, l'autre à la partie supérieure de l'avant-bras, en formant un angle droit. Le premier entoure l'humérus au niveau de la fracture, le second la partie supérieure de l'avant-bras ; avec deux autres liens en haut et en bas de l'appareil, les moyens de contention sont aussi complets que possible, d'une application facile, et susceptibles d'aucun dérangement.

Par cet appareil les fragments inférieurs, repoussés en arrière, trouvent un point d'appui solide contre la gouttière

Dessin de **M. Loncle**,
médecin requis, attaché au service.

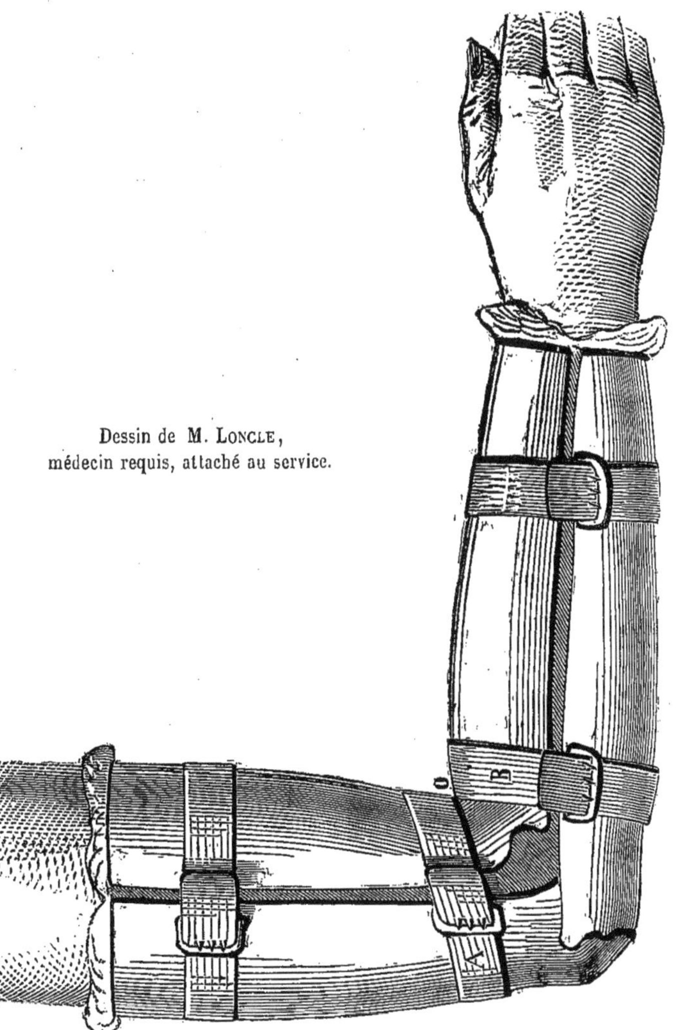

Appareil en carton formé de deux demi-gouttières coudées à angle droit, pour maintenir solidement la fracture de l'extrémité inférieure de l'humérus.

O point de réunion des deux lacs A et B, qui sont les principaux agents de la contention.

postérieure creusée de manière à recevoir l'olécrâne et le triceps brachial. Tout mouvement latéral et ascensionnel étant impossible, la coaptation doit continuer à être exacte, c'est ce qui est arrivé chez notre malade.

L'appareil fut levé le 9ᵉ jour de l'accident, en présence des médecins qui nous avaient déjà assisté, et réappliqué immédiatement après nous être assuré du rapport normal des diverses parties. Il n'y eut plus alors qu'à suivre le mouvement de retrait qu'éprouvait le membre dont l'engorgement diminuait graduellement, en resserrant les lacs bouclés qui entouraient les lames de carton.

Le 18ᵉ jour, des mouvements furent imprimés à l'avant-bras, mais nous crûmes sentir encore une certaine mobilité dans les fragments, et ce n'est qu'à partir du 21ᵉ que chaque matin, puis deux fois par jour et enfin plus souvent, on chercha à opérer la flexion et l'extension de l'avant-bras. Ces mouvements furent d'abord peu sensibles, mais ensuite ils gagnèrent en étendue, surtout l'extension.

Le 30ᵉ jour, on enleva la gouttière antérieure, la postérieure ne fut même conservée quelque temps encore que pour la commodité du malade.

Le 26 décembre, après 52 jours de traitement, notre officier sortait de l'hôpital ayant recouvré une partie des mouvements.

A cette époque l'articulation était encore tuméfiée et, ce qui nous étonna, c'est que l'épitrochlée, quoiqu'en place, paraissait éloignée de l'olécrâne, qui n'était plus dans sa position centrale. Ceci ne peut s'expliquer que par le gonflement des deux portions condyliennes, et si la tuméfaction a été plus manifeste sur le fragment interne, c'est probablement parce qu'il était le plus volumineux.

On ne peut se rendre compte de l'augmentation de volume portant exclusivement sur l'articulation, que par une espèce d'hypertrophie des parties dures ; ceci nous paraît d'autant plus probable que la tête du radius, qui n'avait nullement été intéressée, n'exécutait que difficilement ses mouvements de rotation et paraissait très-gonflée vers la fin du traitement, bien que son intégrité, ainsi que celle du cubitus, ait été parfaitement constatée.

Les mouvements de flexion de l'avant-bras ne dépassaient pas l'angle droit à la fin du traitement ; à quoi peuvent être rapportés les obstacles que rencontre la flexion ; en d'autres termes, quelles sont les causes de l'ankylose qui tend à se produire en pareilles circonstances ?

La fracture de l'extrémité inférieure du bras passe, et cela avec raison, pour beaucoup plus grave que celle du corps de l'os, à cause du voisinage de l'articulation, qui peut s'enflammer et amener une ankylose. Nous avons actuellement dans notre service, à l'appui de cette assertion, une recrue qui, au dépôt de son corps, s'est fracturé l'humérus gauche au-dessous de son quart inférieur et qui, après avoir été traitée par l'extension dans une garnison voisine de Versailles, nous a été évacuée, après 40 jours de traitement, avec une ankylose du coude. Ce qui se produit dans les cas simples peut, à plus forte raison, se montrer quand il y a une complication.

Mais quelle est la cause de cette roideur articulaire ?
Longtemps on a discuté et l'on est encore peu d'accord sur
ce sujet. Les uns ne font résider l'obstacle que dans les
tissus extérieurs qui ont perdu leur souplesse ou qui sont
affaiblis par le repos. D'autres ne trouvent la cause de cette
résistance que dans l'altération des surfaces articulaires. On
a fait aussi jouer un grand rôle à l'immobilité, qui ne nous
paraît pas la seule cause capable de produire l'ankylose,
parce que, s'il en était ainsi, un certain nombre de fractures
du fémur seraient inévitablement suivies d'ankylose. On
sait que si, à la suite d'une immobilité prolongée du membre inférieur, le genou présente une certaine rigidité, cette
lésion fonctionnelle disparaît assez rapidement. Nous avons
vu deux fractures du fémur gauche, produites à trois mois
d'intervalle, et ayant nécessité une extension de sept mois,
ne pas être suivies d'ankylose du genou, malgré une immobilité aussi prolongée.

Actuellement nous avons dans notre service un cuirassier
du 2ᵉ régiment qui a eu une double fracture de la jambe
droite avec abcès et pénétration de l'air. Après divers accidents, qui ont failli compromettre le membre, la consolida-
tion s'est faite, et malgré une immobilité de six mois, il y
avait dans l'articulation fémoro-tibiale seulement un peu de
roideur que de légers mouvements ont fait disparaître en
quelques jours.

On a dit que les membres fléchis étaient moins sujets à
s'ankyloser ; c'est encore là une opinion peu fondée, parce
que nous mettons en fait que l'articulation du coude est

celle qui a le plus de tendance à s'immobiliser, lorsque l'avant-bras est resté longtemps fléchi sur le bras ; il suffit souvent d'une vingtaine de jours pour produire ce résultat.

Nous avons eu, dans deux circonstances différentes, occasion d'examiner une articulation du coude ankylosée, et dans les deux cas nous avons trouvé, ici la synoviale très-adhérente aux parties sous-jacentes, là des fausses membranes bien organisées, et même des pseudo-membranes qui ne nous paraissent pas devoir se développer sans inflammation ; de plus, les ligaments latéraux avaient perdu de leur volume, ils étaient presque desséchés.

Chez notre officier d'artillerie le gonflement de l'articulation était évidemment le résultat de l'inflammation dont l'effet s'était fait sentir sur toute l'étendue de la surface articulaire. Par conséquent les deux cavités qu'offre l'humérus en bas, doivent s'engorger et présenter moins de profondeur ; par suite, elles limitent l'étendue des mouvements au lieu de l'augmenter. En outre, il ne faut pas oublier que chez notre blessé les deux condyles étaient séparés par une fracture longitudinale ; or, il est assez difficile d'obtenir une coaptation parfaitement exacte ; malgré tous les soins que l'on apporte à la réduction d'une fracture, il est rare que les saillies d'un fragment répondent exactement aux enfoncements de l'autre, surtout quand les os sont éloignés de la surface cutanée. Qu'arrive-t-il en pareille circonstance ? La lymphe plastique remplit les interstices, quand il en existe, puis s'organise ; mais, en s'épanchant, ce suc dépasse le niveau de la fracture et établit des adhérences avec la synoviale qui s'épaissit et concourt à limiter le jeu de l'articulation. Ceci se produit quand un obstacle ne s'oppose pas à cette exsudation. Il est bien probable que cette modification ne peut avoir lieu entre deux surfaces en contact ; ainsi entre la trochlée et toute la partie articulaire de l'olécrâne, la production de cette substance est impossible, mais au-dessus de l'apophyse coronoïde, dans cette partie de la cavité humérale que laisse libre une flexion à angle droit de l'avant-bras sur le bras, la substance qui s'infiltre d'habitude dans les parties molles, voisines des fractures, trouve une belle place à occuper, ensuite elle adhère à la séreuse environnante et s'organise. Ainsi se trouve en partie obstruée la cavité coronoïde, par le fait de l'inflammation d'abord, puis par la présence de cette production plastique de nouvelle formation, qui finit par acquérir une grande dureté. Sur une pièce anatomique que nous avons eue pendant longtemps entre les mains, la cavité coronoïde était presque effacée. Ceci explique le brusque point d'arrêt que rencontrait la flexion lorsqu'on voulait dépasser l'angle droit. Chez notre malade, ce n'est qu'après plusieurs jours que le mouvement de flexion a pu être porté plus loin, et encore cette flexion n'était pas directe ; elle avait lieu plus facilement lorsqu'on dirigeait l'avant-bras légèrement en dehors. Ce mouvement avait probablement pour résultat de faire glisser l'apophyse coronoïde sur un des côtés de l'obstacle constitué par la fracture, ou par le gonflement et le dépôt de lymphe dont l'organisation forme le cal définitif. Aujourd'hui le membre exécute la moitié de ses mouvements ; tout fait espérer que l'exercice et les moyens que l'on emploie en pareille circonstance, aidés plus tard de l'usage des eaux thermales, rendront à l'articulation du coude le libre et complet exercice de ses fonctions.

LUXATION INCOMPLÈTE

DE

L'AVANT-BRAS EN AVANT

SANS FRACTURE DE L'OLÉCRANE.

Lemoine, cavalier au 2ᵉ régiment de lanciers, étant en permission à Paris, fit une chute en descendant un escalier. Au dire du blessé, la chute a eu lieu exclusivement sur le coude droit ; aussitôt la douleur devint très-vive et le malade fut dans l'impossibilité de faire exécuter à l'articulation le moindre mouvement. Ce n'est que le deuxième jour après l'accident que ce militaire revint à son corps ; il fut immédiatement envoyé à l'hôpital de Versailles, où il entra le 11 février. A son arrivée, les mouvements du coude tuméfié et rouge étaient excessivement douloureux et le blessé les redoutait beaucoup. En comparant les deux avant-bras fléchis, on voyait facilement que le droit était plus long que le gauche ; il en était de même du bras qui, de plus, paraissait aplati en arrière à son extrémité, et arrondi en dedans. La saillie formée par l'olécrane se dessinait un peu plus en avant qu'à l'état normal, on la sentait au-dessous de la partie inférieure de l'humérus, dont les irrégularités se reconnaissaient facilement. En avant, la déformation était peu sensible probablement à cause de la flexion de l'avant-bras. En cherchant à faire exécuter alternativement lès mouvements de supination et de pronation, on éprouvait un peu de gêne, et la rotation de la tête du radius avait lieu à une très-petite distance du condyle externe ; cependant ce vide était assez facile à reconnaître malgré l'énorme tuméfaction des parties. Mais une chose nous a étonné, c'est que l'espace qui existait entre le condyle externe et la tête du radius n'était pas considérable, on sentait une rainure et non un intervalle qui doit, en définitive, se mesurer par la longueur de l'olécrane ; il n'en était pas de même ici, la distance était peu marquée, conformément aux idées de M. Pétrequin.

Ce qu'il y avait de remarquable c'était, en avant, un pli s'étendant de l'extrémité inférieure du bras à l'avant-bras. Au toucher, on reconnaissait un cordon dur et tendu, qui ne pouvait être autre chose que le tendon du biceps, porté plus en avant et par conséquent plus obliquement sur la face antérieure et supérieure de l'avant-bras qui, ainsi que le bras, paraissait sensiblement moins large que la même région du membre opposé.

Sur les côtés du tendon du biceps, se trouvaient en dehors une dépression et en dedans une saillie, au-dessous de laquelle on ne constatait pas l'éminence que forme ordinairement l'épitrochlée ; de sorte que des trois reliefs du coude, qui sont à peu près sur le même plan vertical quand l'avant-bras est fléchi, il n'y avait que l'épicondyle qui fût en place : l'olécrane était sur un plan antérieur, et le condyle interne avait été porté en haut et en avant. Ce déplacement s'expli-

que par l'action des muscles épitrochléens qui avaient altéré
en avant leur attache supérieure et concouraient ainsi à
tellement rétrécir le bras, que l'épitrochlée était très-rapprochée de l'axe du membre.

Quelques-uns de ces symptômes ne sont pas ceux que cer-
tains auteurs attribuent à cette lésion, mais nous disons ce
que nous avons vu et ce que l'observation nous a montré.

Dans un cas de cette nature il est assez difficile de savoir
quel est le siége précis de la fracture, c'est-à-dire de reconnaître si la solution de continuité ne comprend que l'épitrochlée, ou si la poulie articulaire est intéressée, car le
gonflement est généralement considérable et il n'est point
commode de suivre les contours des fragments. Ici, il y
avait luxation, et le cas pouvait être embarrassant, mais en
considérant que le condyle interne n'était pas porté en
arrière, et que la luxation une fois réduite ne se reprodui-
sait pas, tout devait faire penser que la trochlée était intacte
et que son apophyse seule était détachée de l'extrémité de
l'os. Dans le cas contraire, le cubitus aurait probablement
entraîné en haut et un peu en arrière le fragment interne,
ce qui n'existait pas.

En fixant de la main gauche le coude malade et en appuyant le pouce droit un peu en dedans du fragment déplacé, on portait facilement celui-ci en arrière, et, si on le
saisissait entre les doigts, en lui communiquant un mouvement, on entendait distinctement la crépitation.

Ce militaire, qui n'était pas tout-à-fait à jeun quand il est
tombé, ne peut pas bien expliquer les circonstances de sa

chute. Tout porte à croire qu'en descendant l'escalier, il a tout à coup perdu l'équilibre et, en glissant, est tombé sur le coude droit. Cette partie offrait du reste des traces de contusion ; il est probable que l'avant-bras était légèrement fléchi et que le poids du corps a porté exclusivement sur l'articulation huméro-cubitale, car nulle part ailleurs le membre supérieur ne présentait d'ecchymoses, ni la plus légère altération de l'épiderme. Si l'avant-bras était fléchi, on comprend que l'olécrane ait été déplacé et porté en avant ; probablement la chute a eu lieu en même temps sur l'épitrochlée et sur l'olécrane ; ou bien la luxation étant produite, le condyle interne a heurté à son tour l'angle d'une marche de l'escalier et a cédé au choc.

Une chute sur la paume de la main ne peut pas occasionner un pareil déplacement, même avec un mouvement de torsion de l'avant-bras, puis resterait encore la fracture à expliquer. Tout doit faire penser, au contraire, que dans la chute, le coude seul a porté, et que la flexion de l'avant-bras a facilité le glissement de l'olécrane, chassé par le choc, surtout si le malade est tombé en arrière : dans ce cas, le mécanisme de la luxation est très-simple, et le même choc a pu produire la séparation de l'épitrochlée.

La réduction de la luxation fut très-facile et promptement obtenue. En fixant de la main gauche le bras malade et en saisissant l'avant-bras demi-fléchi avec la main droite, nous avons pressé sur ce dernier, en le dirigeant en arrière, en même temps que le bras fut porté en avant ; nous avons cherché, en un mot, à rapprocher le bras de l'avant-bras, en agissant en sens inverse sur chacun de ces organes, tout en pressant sur l'avant-bras pour le diriger un peu en bas. Sa position demi-fléchie facilite beaucoup cette opération, qui est simple et rapide.

Pour maintenir les os en rapport et surtout l'épitrochlée, nous appliquâmes deux demi-gouttières en carton, semblables à celles de l'observation précédente, assez larges pour se toucher presque par leurs bords ; seulement, à la hauteur du condyle interne, nous avons pratiqué une échancrure dans la gouttière antérieure pour recevoir l'épitrochlée et empêcher son déplacement en avant. Nous préférons cela à l'application d'une attelle interne, même échancrée, parce que sa pression est extrêmement douloureuse et difficile à supporter ; seulement, à l'exemple du baron Larrey père, nous avons fixé le condyle interne par un bandage qui a servi en même temps à maintenir les lames de carton.

De bonne heure, nous avons fait exécuter des mouvements à l'avant-bras, en ayant soin de soutenir l'épitrochlée, et, le 25 mars, après quarante-quatre jours de traitement, notre blessé sortait de l'hôpital parfaitement guéri, et faisant exécuter à l'avant-bras la totalité de ses mouvements.

FIN.